MORTALITÉ

DES

ENFANTS DU PREMIER AGE

DANS LES CAMPAGNES

PAR

Le Docteur H. DUBEST

Ancien Médecin militaire, Membre de la Société médicale de Clermont-Ferrand

MÉDECIN A PONT-DU-CHATEAU (Puy-de-Dôme)

C'est à l'aube même de la vie que l'homme est le plus près de la tombe.

(Dr BERTILLON.)

CLERMONT-FERRAND

LIBRAIRIE BOUCARD, ÉDITEUR

RUE B. PASCAL

1870

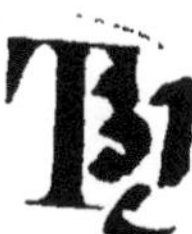

MORTALITÉ

DES

ENFANTS DU PREMIER AGE

DANS LES CAMPAGNES

MORTALITÉ

DES

ENFANTS DU PREMIER AGE

DANS LES CAMPAGNES

PAR

Le Docteur H. DUBEST

Ancien Médecin militaire, Membre de la Société médicale de Clermont-Ferrand

MÉDECIN A PONT-DU-CHATEAU (Puy-de-Dôme)

> C'est à l'aube même de la vie que l'homme est le plus près de la tombe.
>
> (Dr Bertillon.)

CLERMONT-FERRAND

LIBRAIRIE BOUCARD, ÉDITEUR

RUE B. PASCAL

1870

MÉMOIRE

LU

A LA SOCIÉTÉ MÉDICALE DE CLERMONT-FERRAND

Dans la Séance du 2 août 1869.

MESSIEURS,

Au moment où le Gouvernement s'occupe avec une sollicitude paternelle du travail des enfants dans les manufactures, au moment où des sociétés protectrices de l'enfance fonctionnent sous son bienveillant patronage, j'ai l'honneur d'appeler votre attention sur une question de la plus haute importance : la mortalité des enfants dans les campagnes, et de soumettre à votre appréciation un travail qui a pour but de faire connaître les causes principales de cetté mortalité et les moyens de la diminuer.

L'état stationnaire de la population qui tend à diminuer en France, est un fait admis et diversement expliqué par tous les hommes qui se sont occupés de statistique. Dans les campagnes surtout, non-seulement l'accroissement de la population a subi un temps d'arrêt, mais encore le chiffre en a diminué sensiblement dans certaines localités.

La tendance des ouvriers à émigrer vers les villes, a été longtemps considérée comme la principale cause de cette diminution; mais il serait, à mon avis, inexact d'attribuer à cette cause unique les fâcheux résultats que tout le monde déplore. En effet, un travail de statistique comprenant une période de vingt ans, que j'ai établi avec des documents officiels des mairies des différentes communes des cantons de Pont-du-Château et de Vertaizon où m'appellent les devoirs de ma profession, démontre que, dans plusieurs localités le chiffre des naissances est inférieur à celui des décès. Dans ces deux cantons situés dans la partie la plus favorisée de notre riche Limagne d'Auvergne, où les habitants sont généralement aisés et où le travail est largement rémunéré, l'émigration ne saurait être invoquée.

La diminution du chiffre des naissances, résultat de calculs égoïstes, et la mortalité des enfants du premier âge, résultat d'une éducation contraire aux lois de l'hygiène, doivent donc être considérées comme causes principales de dépopulation.

Je n'ai pas à m'occuper dans ce travail de la première de ces causes, à propos de laquelle je me permettrai seulement quelques réflexions. Je ne puis qu'en déplorer les effets et faire des vœux pour que les funestes doctrines de Malthus ne rencontrent partout que des détracteurs.

Malheureusement les idées de l'économiste anglais font beaucoup de prosélytes au milieu d'un peuple chez lequel l'affaiblissement de la foi religieuse, l'augmentation du bien-être et surtout la division excessive de la propriété favorisent le développement des sentiments égoïstes, cause essentielle de la plaie qui menace de tarir la source principale de notre prospérité nationale.

Un écrivain distingué de la presse médicale, M. de Castelnau, à propos des conséquences fâcheuses de la stérilité volontaire, s'exprime ainsi (1) :

« L'accroissement moyen de la population » pendant les cinq années 1817, 1818, 1819, » 1820, 1821, a été de trois et un quart pour

(1) *Réforme médicale*, 3 février 1867.

» cent. Celui des cinq années 1827, 1828, 1829,
» 1830, 1831, de deux et demi, et celui des cinq
» années du dernier recensement (1861-1865),
» de 1, 82. Nous avons calculé que si l'accroisse-
» ment de la population s'était continué dans les
» mêmes proportions qu'en 1820, la France
» compterait aujourd'hui quatre millions d'ha-
» bitants de plus qu'elle ne possède. C'est donc
» une décroissance réelle d'environ quatre mil-
» lions en quarante ans. Elle sera plus considé-
» rable dans les quarante années suivantes, si
» la doctrine économique d'Onan reste en faveur.
» Cette décroissance est d'autant plus fâcheuse,
» que la France est à peu près, ainsi que nous
» l'avons déjà dit, la seule nation où on l'observe,
» et que la Prusse, par exemple, qui jouit en ce
» moment du privilége d'attirer les regards du
» monde, s'accroît dans une proportion de 9,65
» pour cent tous les cinq ans, c'est-à-dire dans
» une proportion plus que quadruple de celle de
» la France. »

A l'appui de ces preuves du ralentissement de l'accroissement de la population, les tableaux statistiques placés à la fin de ce travail démontrent que les naissances ont dépassé les décès dans les deux villes de Pont-du-Château et de Vertaizon de 1810 à 1815, au moment où la France soutenait une lutte inégale contre l'Europe entière, et que de 1849 à 1868, durant une période de paix et de prospérité, les décès ont au contraire dépassé les naissances dans une proportion considérable.

Ainsi ce n'est plus seulement dans les villes, chez les classes riches que la stérilité volontaire produit actuellement ses funestes résultats, mais aussi dans nos centres agricoles les plus importants.

La diminution de la population qui donne à l'armée ses meilleurs soldats et à la terre les rudes travailleurs dont la réduction progressive menace de créer pour l'avenir un problème redoutable, constitue surtout un fait d'une extrême gravité, qui mérite de fixer l'attention des hommes sérieux. En effet, une pareille situation s'aggravant encore, amènerait non-seulement l'affaiblissement de notre puissance matérielle, mais encore l'abaissement moral de la nation qui, subissant l'action délétère d'un matérialisme énervant, perdrait son énergie et deviendrait un jour incapable d'accomplir les grandes actions qui ont fait la gloire de nos pères.

Une telle situation serait-elle donc sans remède, comme le croit l'honorable directeur de l'assistance publique, M. Husson? Nous ne le pensons pas. On peut espérer que les populations de nos campagnes, en présence de la cherté du travail, finiront par comprendre que la terre n'est réellement prodigue de ses dons, qu'envers celui qui l'arrose de ses sueurs, et que les familles les plus nombreuses sont celles qui sont le plus sûres d'arriver à la fortune. Espérons aussi qu'une loi protectrice de la morale interdira avant une époque éloignée ces mariages scandaleux, frappés à l'avance de stérilité, et qui sont plus nombreux qu'on ne le croit généralement. La Société comprendra-t-elle enfin que son devoir le plus impérieux est d'améliorer l'espèce humaine et de la défendre contre ses propres excès (1)?

Si ces espérances ne devaient pas se réaliser, si la stérilité volontaire devait atteindre les proportions d'une véritable calamité publique, la suppression du remplacement militaire, cette néga-

(1) Dans une commune du canton de Vertaizon, un vieillard âgé de soixante-quinze ans, a épousé récemment une jeune fille de seize ans! Dans certaines localités du même canton, il n'est pas rare de voir des crétins se marier. Non-seulement en France la population tend à diminuer, mais encore la race dégénère. La négligence des exercices gymnastiques, la précocité des études chez les jeunes sujets, constituent un défaut d'harmonie entre les fonctions du corps et de l'esprit, et s'opposent au développement des forces physiques. Le vieil adage *mens sana in corpore sano*, est complètement oublié. En outre, un grand nombre d'enfants débiles, produit de ces unions qu'on est convenu d'appeler aujourd'hui des mariages de raison, apportent en naissant le germe d'un vice héréditaire et vivent pour le malheur des générations futures.

tion immorale des principes de 89, serait peut-être alors, pour le Gouvernement que préoccuperait la grandeur nationale, le seul moyen capable d'apporter un frein salutaire aux spéculations égoïstes, et d'arrêter la marche progressive de cette gangrène sociale qui a déjà envahi toutes les classes de la société et qui tend à affaiblir notre puissance dans le monde.

Après ce court exposé de considérations générales, je crois devoir aborder la question de la mortalité des enfants du premier âge, que je considère, après la diminution du chiffre des naissances, comme la cause la plus puissante de l'arrêt du développement de la population en France.

Dans ce modeste travail statistique, je me propose surtout de fixer votre attention sur la mortalité, reconnaissant pour cause l'alimentation prématurée et résultant de l'ignorance et des préjugés des habitants de nos campagnes.

Quant aux faits déplorables se rapportant à l'industrie nourricière, industrie inconnue dans nos pays, ils ont été signalés à l'Académie de médecine par les hommes les plus compétents et notamment par M. le docteur Brochard, qui dans une brochure des plus remarquables, a étudié spécialement la mortalité qui règne sur les nouveau-nés de la capitale que l'on envoie en nourrice en province.

Cette grande question de la mortalité des enfants a été souvent agitée au sein de l'Académie de médecine. En 1866, dans la séance du 23 octobre, M. Husson, directeur de l'assistance publique, s'exprimait ainsi : « Aujourd'hui, on ne » saurait se le dissimuler, la population, cette » première richesse des pays civilisés, cette pre- » mière force des nations puissantes, diminue » en France, on y reste stationnaire, les maria- » ges sont atteints dans leur fécondité. Autrefois » on comptait cinq enfants pour un mariage;

» au commencement du siècle, il naissait encore » plus de quatre enfants (4, 20) par union légi- » time. Aujourd'hui, c'est à peine si chaque ma- » riage produit trois enfants dans la France en- » tière, et à Paris, on ne compte qu'un peu plus » de deux enfants par ménage. Mais ce n'est pas » seulement dans cette situation sans remède » que réside le danger : parmi les enfants qui » naissent et meurent bientôt, il en est un grand » nombre qui vivraient, si l'on pouvait parvenir » à détruire les mauvaises habitudes et les mau- » vaises méthodes suivies dans beaucoup de pays, » pour l'éducation des enfants du premier âge, » si l'on réussissait à faire disparaître les préjugés » qui rendent stériles les meilleurs sentiments » de famille, à faire pénétrer en un mot, la lu- » mière au sein des populations pour un objet » lié si étroitement à leur bonheur.

» Cette tâche, avec l'aide du temps, n'a rien » d'impossible, surtout si l'on sait clairement

» où porter ses efforts, elle est digne du Gouver-
» nement que préoccupent à bon droit le bien-
» être des masses et la grandeur de la nation.
» Une étude attentive et générale de la mortalité
» pendant les trois premières années de la vie,
» entreprise avec le concours d'hommes instruits
» et compétents, éclairerait singulièrement la
» question et dissiperait les nuages dont elle est
» encore environnée. »

Dans les grandes villes, et dans certains centres manufacturiers où l'éducation des enfants du premier âge est livrée à l'industrie des nourrices, la mortalité des nouveau-nés atteint des proportions fabuleuses. Sur 53,000 naissances à Paris, on a calculé qu'au bout de quatre ans, le chiffre des enfants était réduit à 27,000. Cette excessive mortalité ne constitue pas le seul danger, le défaut de soins dans l'allaitement et dans l'alimentation détériore la constitution pour l'avenir, et les pauvres petits êtres qui échappent à la mort sont condamnés à une existence misérable de valétudinaires.

M. le docteur Blot, pour donner une idée de la mortalité énorme produite par la mauvaise alimentation, affirme que chaque année 20,000 enfants de la population parisienne sont, par l'intermédiaire des bureaux de nourrices, confiés à des femmes de la campagne qui les emmènent chez elles pour les allaiter. « Or, dit l'honorable » académicien, des 20, 000 enfants qui partent » ainsi de Paris tous les ans, combien en revient- » il? Dans les contrées où s'exerce cette industrie » tout à fait spéciale, il y a des femmes qui vont » sans cesse à Paris chercher des enfants, qui » en ont toujours, mais qui n'en ramènent ja- » mais. »

Des faits aussi déplorables ne s'observent pas dans nos campagnes, où la funeste industrie des nourrices n'existe pas et où les femmes qui consentent à prendre des nourrissons les affectionnent autant que leurs propres enfants. Néanmoins la mortalité est grande dans le premier âge de la vie, par suite de l'inobservance des lois de l'hygiène et de l'influence fâcheuse des préjugés profondément enracinés dans l'esprit de nos paysans, préjugés qui rendent stériles les meilleurs sentiments de famille (1).

Vous pourrez, Messieurs, acquérir la conviction, en consultant les tableaux de statistique qui indiquent la marche de la population dans dix-

(1) Les conséquences de cette effrayante mortalité sont fâcheuses à tous les points de vue. La population, cette première force des nations puissantes, tendant à diminuer, non-seulement les bras feront défaut à l'agriculture et à l'industrie, mais encore au moment du danger, la patrie sera exposée un jour à manquer de défenseurs. En présence d'une pareille éventualité, ces paroles de Châteaubriand « le sort de la France est livré aux chances d'une seule bataille » frappent l'esprit par leur vérité. Il est admis en effet en stratégie qu'une armée en campagne n'est réellement forte qu'à la condition d'être soutenue par de puissantes réserves ; or, les réserves étant alimentées par des contingents dont les conseils de révision constatent tous les ans la faiblesse numérique croissante, une longue lutte deviendrait impossible *à soutenir*.

huit communes situées dans la partie la plus riche de l'Auvergne, que dans la plupart de ces communes le chiffre des décès, dans une période de vingt ans, dépasse considérablement le chiffre des naissances et que l'excessive mortalité des enfants du premier âge explique en partie cet excédant des décès sur les naissances.

Vous pourrez aussi vous convaincre par l'inspection des tableaux indiquant l'âge des enfants décédés dans les deux villes de Pont-du-Château et de Vertaizon, que la mortalité est d'autant plus grande que l'âge est plus rapproché de l'époque de la naissance. A mesure qu'il s'en éloigne, la mortalité va en diminuant.

Le docteur Bertillon, qui a fait de si belles recherches sur les lois de la mortalité chez les enfants, s'exprime ainsi à propos de ce fait observé par les médecins : « C'est à l'aube même » de la vie que l'homme est le plus près de la

» tombe. Un nouveau-né a moins de chances de » vivre une semaine encore qu'un vieillard de » quatre-vingt-dix ans, moins de chances pour » une année qu'un octogénaire? Mais tandis que » la fatalité qui enserre la sénilité est inéluctable, » la mortalité qui pèse sur le nouveau-né est » susceptible des plus larges modifications, et, » selon les conditions générales de l'hygiène, » elle peut être diminuée d'un tiers, de moitié, » ou, pour des conditions inverses, être doublée, » triplée. »

Ainsi, c'est dans les premiers mois de la vie et dans la période si orageuse de la dentition, que les décès des enfants sont les plus nombreux; c'est dans cette période de l'enfance qui exige l'observation la mieux raisonnée des règles de l'hygiène, que la routine et les préjugés exercent leurs pernicieux ravages. C'est alors que l'on donne au nouveau-né cette alimentation grossière capable d'être digérée seulement par l'estomac d'un adulte, et qui est la cause certaine de ces inflammations gastro-intestinales que nous observons si fréquemment chez les nourrissons et qui finissent par amener le dépérissement et la mort de l'enfant.

En vain faisons-nous les plus grands efforts pour combattre les mauvaises méthodes : nos conseils, écoutés par le plus petit nombre, combattus par l'ignorance, sont bien vite oubliés.

Cet état de choses est d'autant plus regrettable que les faits que je signale sont observés au milieu de populations religieuses, souvent dans des familles riches bien intéressées à la conservation de leurs héritiers. Aussi dans nos campagnes, si la mortalité des nouveau-nés est grande, l'on ne doit point accuser les mauvais procédés des nourrices ni la négligence des parents, mais bien l'influence désastreuse des préjugés (1).

(1) J'ai vu souvent des femmes robustes qui avaient suffisamment

La gravité des faits signalés à l'Académie de médecine par les hommes les plus compétents devait nécessairement soulever de vives discussions au sein de la savante compagnie; aussi voyons-nous nos savants académiciens, préoccupés du danger de la situation, ne pas se borner seulement à indiquer la cause du mal, mais chercher surtout à en arrêter les effets.

Dans la séance de janvier 1867, M. Boudet propose à l'Académie de médecine : 1° d'adresser aux ministres de l'instruction publique et de l'intérieur, un rapport qui résume la discussion pendante, signale la gravité de la situation et indique les moyens d'y porter remède; 2° de provoquer une double enquête administrative et scientifique; 3° d'instituer dans son sein une nouvelle commission permanente *sous le nom de commission de l'hygiène de l'enfance.*

de lait pour allaiter deux nourrissons, donner des aliments à leur enfant pour éviter les reproches qui leur étaient adressés de le aisser mourir de faim.

Dans la séance de février 1867, M. Jules Guérin émet l'opinion suivante : Que la mortalité des enfants du premier âge que l'on attribue à l'alimentation artificielle du biberon, doit en grande partie être mise sur le compte de *l'alimentation prématurée*.

« On donne toujours, dit-il, dès le début aux
» enfants nourris avec le lait de vache, d'autres
» aliments, et c'est à ces aliments et non au lait
» de l'animal qu'il faut attribuer les effets de
» cette alimentation vicieuse. Or, voilà le fait, le
» fait certain, le fait général qui s'observe par-
» tout, quelles en sont les conséquences? Le
» premier désordre produit par l'alimentation
» prématurée est un dérangement des fonctions
» digestives. Les enfants nourris trop tôt con-
» tractent une diarrhée incoercible, et elle est
» incoercible parce qu'elle est entretenue et ag-
» gravée par l'incessante ingestion des aliments.
» Le ventre se tuméfie, devient le siége d'un

» engorgement considérable auquel on avait
» donné précédemment le nom de *carreau* et qui
» n'est en réalité que la première période du ra-
» chitisme. La maladie gastro-intestinale s'ag-
» gravant sans cesse, devient dans la plupart
» des cas, la cause déterminante et dernière de
» la mort des enfants. »

Pour combattre cette cause, source principale de la mortalité des nourrissons, M. Guérin propose d'éclairer les parents et les nourrices à l'aide d'instructions bien faites, succinctes, à la portée de tous. De plus, M. Guérin ne voit pas pourquoi dans un temps où l'on récompense les meilleurs éleveurs de chevaux, de bœufs et autres animaux servant à l'alimentation de l'homme, on ne primerait pas, comme aux Etats-Unis, les plus beaux nourrissons.

Dans la séance de mars 1867, M. Piorry termine son discours par ces conclusions :

« Je pense qu'il serait utile de nommer une
» commission chargée de rédiger promptement
» une instruction courte, précise, détaillée,
» susceptible d'être comprise par des personnes
» peu lettrées et qui ferait comprendre à tous
» l'importance extrême qu'il y a à se conformer
» pour les nourrissons aux règles pratiques qui
» viennent d'être établies. Des exemplaires de
» cette instruction seraient adressés dans
» chaque commune, lus chaque semaine par
» le maire, le curé ou le pasteur, et commu-
» niqués aux notables du pays avec recomman-
» dation d'instruire sur ce grave sujet les autres
» habitants de la localité. »

Enfin, dans la séance d'août 1867, M. Jules Guérin, traitant la question de la mortalité des nouveau-nés à un point de vue élevé, émet l'opinion suivante :

« Qu'il ne suffit pas que le mouvement géné-

» ral de la population n'aille pas en décroissant,
» mais qu'il importe que le mouvement s'ac-
» croisse dans les mêmes proportions que chez
» les nations voisines, ce qui n'ayant pas lieu,
» nous place dans un état d'infériorité relative
» dont nous devons tâcher de sortir. »

Ainsi toutes les discussions qui ont eu lieu au sein de l'Académie de médecine ont démontré : 1° Que la situation était grave, la grande mortalité des enfants constituant une véritable calamité publique ; 2° qu'il était urgent de prendre des mesures énergiques pour arrêter le progrès du mal. Tous les membres de la savante Compagnie sont convenus que le meilleur moyen de diminuer les causes de la mortalité des enfants du premier âge devait consister dans la propagation des meilleurs méthodes, et plusieurs ont proposé de rédiger à cet effet, une instruction courte, précise, détaillée, susceptible d'être comprise par des personnes peu lettrées, que l'on ferait afficher sur les murs de l'église ou de la mairie de chaque commune.

L'idée de combattre l'ignorance et les préjugés en répandant les lumières au milieu des populations, me paraît aussi rationnelle. Seulement je doute que les moyens que l'on indique soient bien convenables pour arriver au but que l'on se propose d'atteindre, et j'ai peine à croire que les instructions lues chaque semaine par le maire ou le curé soient plus efficaces que les conseils de l'homme de l'art donnés journellement à des parents intéressés à les suivre. Selon moi, pour combattre avec succès les préjugés d'une population peu éclairée, il faut une action persistante, continue, mais cette action, comment la produire? Peut-on compter sur l'efficacité de certains journaux de médecine à l'usage des gens du monde? Évidemment non; même dans les classes aisées et intelligentes qui les reçoivent, ces journaux ne remplissent pas leur but. Peut-on compter davantage sur la vente ou même la distribution gratuite de livres traitant de telles questions? Je ne le pense pas. De pareils ouvrages trouveraient peu de lecteurs et encore moins d'acheteurs dans nos campagnes. Et pourtant, quelle question est plus importante et plus digne d'être étudiée et d'être résolue promptement? *En France, actuellement, le sixième des enfants qui naissent meurent dans le courant de la première année.*

Un seul moyen me paraît rationnel parce qu'il est pratique, ce moyen le voici: Au nombre des ouvrages de piété qui font partie de la bibliothèque d'une famille, l'on est presque toujours sûr de trouver: 1° Le Guide de la jeune fille; 2° le Guide de la femme chrétienne. Je me demande pourquoi l'on n'y trouverait pas également, le Guide de la jeune mère?

Il est certain qu'un livre de piété dont le

prix serait à la portée de toutes les bourses, renfermant sous forme d'appendice, un petit traité d'hygiène de l'enfance, rendrait les plus grands services dans nos campagnes où l'on peut affirmer, sans craindre de se tromper, que dans la plupart des cas, c'est le préjugé qui tue les pauvres petits êtres destinés à devenir les victimes d'une alimentation prématurée.

Les mères trouveraient dans ces livres non-seulement d'excellents conseils pour l'éducation de leurs enfants, mais aussi de sages avis pour elles-mêmes. Elles apprendraient à connaître les principaux symptômes des maladies graves de l'enfance, et désormais nous ne serions pas exposés à assister impuissants, à l'agonie d'un malheureux enfant suffoqué par le croup, car, hélas! dans cette terrible affection, comme dans beaucoup d'autres, nous avons la douleur d'arriver souvent trop tard.

La jeune femme trouverait dans ce livre dont la partie scientifique serait rédigée par une commission de médecins compétents, des conseils hygiéniques, dont la pratique lui ferait éviter de terribles accidents et lui épargnerait pour l'avenir de pénibles infirmités.

Pour ne citer qu'un exemple, combien de jeunes femmes sont victimes de l'abus du corset qu'elles portent même durant la période de gestation ? aussi, depuis l'usage si répandu de cet instrument de supplice, le nombre de ces robustes compagnes qui aident leurs maris dans les rudes travaux des champs, tend à diminuer tous les jours, et le nombre des filles chlorotiques tend au contraire à augmenter.

Les bienfaits qui résulteraient de la diffusion des lumières au moyen des livres de piété devenus des traités d'hygiène, seraient immenses. Ces ouvrages se trouvant journellement entre les mains des mères de famille, nous aurions la certitude que les préceptes qu'ils contiendraient seraient lus et commentés. L'ignorance et les préjugés seraient donc constamment par ce moyen battus en brèche, et l'adoption des bonnes méthodes finirait par triompher.

Désormais, la femme deviendrait l'ange gardien de la famille, et son intervention bienfaisante pourrait rendre efficace l'action si souvent impuissante du médecin qui arrive toujours dans des conditions désastreuses. Quand on songe que la médecine des enfants repose presque tout entière sur leur hygiène, l'on comprend toute l'importance qu'il y a à détruire les mauvaises méthodes. Les premières années sont tellement décisives pour la santé à venir, qu'un poète anglais a dit sous une forme originale mais vraie que *l'enfant était le père de l'homme.*

Il est donc indispensable que les mères qui

doivent créer cet homme futur, soient à la hauteur de leur mission ; le seul moyen de les rendre capables de remplir ce rôle élevé est de leur donner les notions essentielles qui leur manquent. Or, qui oserait contester que les ouvrages de piété renfermant des préceptes d'hygiène à la portée de toutes les intelligences ne soient les livres les plus convenables pour atteindre le but que l'on se propose de donner à la famille un membre sain de corps et d'esprit et à l'Etat un bon citoyen.

La grave question de la mortalité des nouveau-nés est encore aujourd'hui le sujet des discussions de l'Académie de médecine, et pour démontrer son importance, je ne saurais mieux faire que de rapporter les paroles d'un savant académicien, M. Boudet, qui s'est exprimé ainsi dans la séance de novembre 1866 :

« Indépendamment des considérations d'hu-

» manité, l'intérêt de la grandeur nationale se » trouve lié plus que jamais à la question de la » mortalité en général, et en particulier de la » mortalité des enfants. »

RÉSUMÉ.

En présence de l'unanimité des hommes les plus compétents à reconnaître la gravité de la situation, l'on ne saurait trop appeler l'attention du Gouvernement sur la grande mortalité des enfants dans les campagnes. En effet, la force d'un pays ne dépend pas seulement de l'étendue de ses ressources matérielles, mais surtout du chiffre élevé de sa population et de la vigueur de ses habitants. Sous ce rapport, la France est en décadence : la population diminue et la race dégénère sous l'influence des causes que nous avons indiquées.

Cette situation est malheureusement connue à l'étranger et interprétée à notre désavantage, comme le prouvent ces lignes du *Times* :

« De toutes les nations situées au sud de la
» Laponie, la nation française est celle dont la
» taille est la moins élevée et la constitution la
» plus chétive. Avant un grand nombre d'an-
» nées, la France ne pourra former un bataillon
» ni armer un vaisseau. »

Mettant de côté tout ce qu'il y a d'exagéré et d'offensant pour notre amour-propre national dans l'article du journal anglais, on ne saurait pourtant se le dissimuler, le mal est grand, et réclame l'application de remèdes efficaces, tels qu'une réforme sérieuse de l'éducation de la jeunesse, qui néglige trop les exercices du corps, une surveillance plus active du travail des enfants dans les manufactures, et enfin l'adoption de moyens capables d'empêcher la dépopulation de nos campagnes.

Nous l'avons dit au commencement de ce travail, la stérilité volontaire et la mortalité des enfants du premier âge doivent être considérées comme les deux causes principales de la diminution de la population en France.

La première résulte surtout de l'application incomplète des principes de 89, qui permet à un grand nombre de citoyens de s'affranchir du service militaire et encourage ainsi, dans les classes aisées, le désir de n'avoir qu'un seul héritier, désir suffisamment développé par l'extrême division de la propriété. Aujourd'hui, grâce à l'augmentation de la fortune publique, le nombre des familles qui retiennent leurs enfants dans leurs foyers va en augmentant, tandis que le chiffre des conscrits remplissant leur devoir de citoyen devient de plus en plus restreint.

Cette cause puissante de stérilité volontaire disparaîtra le jour où l'abolition du remplacement militaire sera décrétée; mais en attendant la suppression de ce trafic immoral, l'on peut se demander si l'institution de la garde nationale mobile, obligeant tous les jeunes gens valides à servir leur pays en cas de besoin, constituera une mesure suffisante pour arrêter la nation sur la pente fatale qui la conduit à l'affaiblissement de son influence dans le monde. Espérons-le, car la France ne saurait rester en arrière quand les peuples du Nord marchent en avant et nous menacent de leurs innombrables légions.

La deuxième cause de la diminution de la population, la mortalité des enfants du premier âge, résulte : 1° de l'influence pernicieuse de l'ignorance et des préjugés dans les campagnes;

2° de l'éducation vicieuse des jeunes femmes des grandes villes, qui, ne comprenant pas les devoirs de la maternité, sacrifient la santé et même l'existence de leurs enfants, en les livrant, le plus souvent sans nécessité, à des nourrices mercenaires.

Dans ces deux cas, la diffusion des lumières me semble être le seul moyen capable de combattre d'une manière efficace les causes de la mortalité des nourrissons.

Suivant les préceptes de M. le docteur Bertillon, j'ai voulu connaître la mortalité propre à chaque âge de l'enfance, j'ai voulu savoir combien d'enfants, par exemple, succombent dans les premiers mois, combien dans la première année de la vie, combien dans la seconde. Pour atteindre ce but, j'ai relevé les décès des enfants à différents âges dans les deux villes de Pont-du-Château et de Vertaizon pendant les années où ils avaient été le plus nombreux (1). Pour les autres localités, je me suis borné à indiquer le chiffre des décès à partir de la naissance jusqu'à quatre ans inclusivement, pendant une période de vingt ans.

J'espère que les tableaux suivants suffiront pour donner une idée de la mortalité des

(1) C'est surtout dans les années 1859-61, où a régné l'épidémie d'entérites cholériformes que les décès ont été le plus nombreux.

enfants du premier âge dans les dix-huit communes où j'ai eu l'occasion de l'observer.

Sur ces dix-huit communes, douze présentent un excédant des décès sur les naissances, pendant une période de vingt ans. Les communes où le chiffre des décès dépasse le plus le chiffre des naissances sont : 1° Pont-du-Château : Excédant des décès, 381. — 2° Cournon, 317 décès. — 3° Dallet, 76 décès. — 4° Vertaizon, 370 décès. — 5° Chauriat, 124 décès. — 6° Beauregard-l'Evêque, 172 décès. — 7° Mezel, 195 décès. — 8° Entraigues, 65 décès. — 9° Chappes, 160 décès.

Dans presque toutes ces communes, la fortune publique a considérablement augmenté depuis quelques années, le sol y est très-riche à cause de la culture de la vigne, et la propriété y est très-divisée. L'émigration est nulle, et les seules causes de dépopulation sont la stérilité volontaire et la mortalité des enfants. Sur ces dix-huit communes, une seule (1) présente un excédant sérieux des naissances sur les décès; pour une population de 1474 âmes, dans vingt ansil y a eu un excédant de 354 naissances. Ce résultat favorable peut être attribué dans cette localité à une division moins grande de la propriété et à une foi religieuse plus vive de ses habitants (2).

Je termine, Messieurs, en exprimant le désir que des travaux semblables à celui que j'ai l'honneur de soumettre à votre appréciation soient faits par mes confrères sur tous les points de la France, afin de fournir à l'Académie de médecine les éléments d'une statistique sérieuse des décès, indispensable à l'étude de la marche de la population.

(1) La commune de Saint-Beauzire, canton d'Ennezat.

(2) Tels sont les renseignements qui m'ont été fournis par le respectable pasteur de cette paroisse.

VILLE DE PONT-DU-CHATEAU. — 3,500 habitants.

Tableau statistique des naissances et décès, durant une période de 20 années, de 1849 à 1869.

Années.	Naissances.	Décès.
1849	77	117
1850	71	68
1851	86	58
1852	56	92
1853	56	98
1854	67	99
1855	78	106
1856	77	96
1857	70	93
1858	92	84
1859	75	119
1860	83	83
1861	61	99
1862	75	91
1863	74	90
1864	84	65
1865	61	85
1866	86	124
1867	59	80
1868	66	88
	1454	1835
Excédant des décès..............		381

Tableau comparatif des naissances et décès, de 1810 à 1816.

Années.	Naissances.	Décès.
1810	108	76
1811	83	154
1812	86	84
1813	94	71
1814	110	79
1815	76	77
	557	541
Excédant des naissances............		16

Tableau statistique des décès des Enfants au-dessous de qua
années pendant lesquelles

Année 1854.		Année 1856.		Année 1857.	
Age.	Nombre de décès.	Age.	Nombre de décès.	Age.	Nombre de décès.
36 heures.	1	10 jours.	1	11 heures.	1
11 jours.	1	14	1	3 jours.	2
17	1	1 mois.	2	9	1
18	1	2	1	10	2
20	1	4	2	13	1
1 mois.	4	5	3	14	1
2	2	8	2	19	1
3	1	12	2	4 mois.	1
4	3	13	1	5	1
6	1	15	1	8	1
7	1	17	3	9	2
8	1	18	1	14	2
9	1	24	1	15	1
10	2	28	1	16	2
11	2	36	1	17	1
12	2	40	1	18	2
13	1	42	1	24	2
15	1	44	1		
24	1	47	1		
26	2				
Total des décès au-dessous de 3 ans........	30	Total des décès au-dessous de 4 ans........	27	Total des décès au-dessous de 3 ans........	24
Morts-nés.....	6	Morts-nés.....	5	Morts-nés.....	12

NT-DU-CHATEAU

pendant les années 1854, 1856, 1857, 1859, 1861, 1866,
s ont été le plus nombreux.

Année 1859.		Année 1861.		Année 1866.	
Age.	Nombre de décès.	Age.	Nombre de décès.	Age.	Nombre de décès.
8 jours.	1	5 jours.	1	2 jours.	1
0	1	8	1	3	1
5	2	13	1	11	1
7	1	15	1	15	3
9	1	19	1	16	1
0	2	30	1	2 mois.	1
5	2	42	1	3	1
3 mois.	1	5 mois.	1	4	1
4	1	7	3	8	2
5	1	8	1	10	2
6	1	9	1	13	1
9	1	10	1	14	2
10	4	11	3	24	3
11	1	12	4	36	4
12	1	13	2		
13	2	14	2		
15	1	15	3		
16	1	16	1		
17	1	17	2		
18	2	18	3		
23	1	19	1		
24	1	20	2		
30	3	21	1		
31	1	24	2		
36	2	36	2		
otal des décès ne dépassant pas 3 ans...	36	Total des décès ne dépassant pas 3 ans...	46	Total des décès ne dépassant pas 3 ans...	24
orts-nés.....	5	Morts-nés.....	6	Morts-nés.....	16

CANTON DE PONT-DU-CHATEAU.

Statistique des Naissances et Décès durant une période de 20 années, de 1849 à 1869.

(Les morts-nés ne sont pas compris dans le chiffre des décès.)

LEMPDES. — 1726 habitants.

Naissances		702
Décès d'enfants au-dessous de 4 ans	125	667
Décès au-dessus de 4 ans	542	
Excédant des naissances		35

COURNON. — 2544 habitants.

Naissances		1088
Décès d'enfants au-dessous de 4 ans	455	1405
Décès au-dessus de 4 ans	950	
Excédant des décès		317

DALLET. — 1214 habitants.

Naissances		541
Décès d'enfants au-dessous de 4 ans	214	663
Décès au-dessus de 4 ans	449	
Excédant des décès		76

MARTRES-D'ARTIÈRES. — 1024 habitants.

Naissances		489
Décès d'enfants au-dessous de 4 ans	170	494
Décès au-dessus de 4 ans	324	
Excédant des décès		5

LUSSAT. — 962 habitants.

Naissances		430
Décès d'enfants au-dessous de 4 ans	136	395
Décès au-dessus de 4 ans	259	
Excédant des naissances		35

VILLE DE VERTAIZON. — 2,267 habitants.

Tableau statistique des naissances et décès, durant une période de 20 ans, de 1849 à 1869.

Années.	Naissances.	Décès.
1849	56	79
1850	48	59
1851	51	57
1852	46	72
1853	39	66
1854	39	68
1855	41	71
1856	50	55
1857	39	58
1858	49	56
1859	51	75
1860	50	70
1861	47	93
1862	42	59
1863	68	56
1864	47	75
1865	52	62
1866	49	65
1867	46	57
1868	41	78
	961	1331
Excédant des décès...............		370
Tableau comparatif des naissances et décès, de 1810 à 1816.		
1810	89	98
1811	97	76
1812	81	63
1813	68	52
1814	80	53
1815	58	103
	473	445
Excédant des naissances............		28

VILLE DE VERTAIZON.

bleau statistique des décès des Enfants au-dessous de quatre ans, endant les années 1861, 1864, 1865, 1866, années pendant les- uelles les décès ont été le plus nombreux.

Année 1861.		Année 1864.		Année 1865.		Année 1866.	
Age.	Nombre de décès	Age.	Nombre de décès.	Age.	Nombre de décès.	Age.	Nombre de décès.
1 jour.	6	2 jours.	1	1 jours.	2	4 heures.	1
2	1	3	1	2	1	5	1
3	3	5	2	10	1	1 jours.	1
4	1	8	1	16	1	2	1
2	1	16	1	20	1	8	1
0	1	26	1	22	2	27	1
[illegible]	1	1 mois.	1	25	2	30	1
5	1	6	3	1 mois.	1	35	1
3 mois.	1	7	2	4	1	4 mois.	1
[illegible]	5	8	2	5	4	5	1
[illegible]	3	10	2	7	2	6	1
[illegible]	1	11	1	8	1	11	1
[illegible]	2	12	1	10	3	14	2
[illegible]	2	13	1	13	2	20	1
[illegible]	1	15	1	19	1	24	2
[illegible]	3	16	1	30	1	39	2
[illegible]	1	17	1				
[illegible]	3	22	1				
[illegible]	2	36	1				
[illegible]	1						
[illegible]	1						
[illegible]	2						
[illegible]	2						
des décès dépassant 3 ans...	45	Total des décès ne dépassant pas 3 ans...	25	Total des décès ne dépassant pas 3 ans...	26	Total des décès ne dépassant pas 3 ans...	19
ts-nés.	[illegible]	Morts-nés.	7	Morts-nés.	2	Morts-nés.	2

STATISTIQUE

Des Naissances et Décès, pendant une période de 20 années, de 1849 à 1869.

CANTON DE VERTAIZON.

Bouzel. — 658 habitants.

Naissances		290
Décès d'enfants au-dessous de 4 ans	66	264
Décès au-dessus de 4 ans	198	
Excédant des naissances		26

Vassel. — 307 habitants.

Naissances		105
Décès d'enfants au-dessous de 4 ans	28	127
Décès au-dessus de 4 ans	99	
Excédant des décès		22

Chauriat. — 1370 habitants.

Naissances		558
Décès d'enfants au-dessous de 4 ans	200	682
Décès au-dessus de 4 ans	482	
xcédant des décès		124

Beauregard. — 1518 habitants.

Naissances		543
Décès d'enfants au-dessous de 4 ans	178	718
Décès au-dessus	540	
Excédant des décès		172

Mezel. — 1124 habitants.

Naissances		439
Décès d'enfants au-dessous de 4 ans	159	634
Décès au-dessus de 4 ans	485	
Excédant des décès		195

CANTON D'ENNEZAT.

Entraigues. — 995 habitants.

Naissances		428
Décès d'enfants au-dessous de 4 ans	128	493
Décès au-dessus de 4 ans	365	
Excédant des décès		65

SAINT-BEAUZIRE. — 1474 habitants.

Naissances		785
Décès d'enfants au-dessous de 4 ans	208	431
Décès au-dessus de 4 ans	223	
Excédant des naissances		354

CHAPPES. — 818 habitants.

Naissances		385
Décès d'enfants au-dessous de 4 ans	106	425
Décès au-dessus de 4 ans	319	
Excédant des décès		160

CHAVAROUX. — 305 habitants.

Naissances		135
Décès d'enfants au-dessous de 4 ans	30	109
Décès au-dessus de 4 ans	79	
Excédant des naissances		26

CANTON DE CLERMONT.

MALINTRAT. — 841 habitants.

Naissances		397
Décès d'enfants au-dessous de 4 ans	114	369
Décès d'enfants au-dessus de 4 ans	255	
Excédant des naissances		28

CANTON DE MARINGUES.

Joze. — 1085 habitants.

Naissances		597
Décès d'enfants au-dessous de 4 ans	160	617
Décès au-dessus de 4 ans	457	
Excédant des décès		20

DU MÊME AUTEUR :

1° **Considérations pratiques sur l'Angine couenneuse et le Croup**, brochure in-8°.

2° **Mémoire sur un Appareil à Fractures compliquées**, brochure in-8°.

Clermont-Ferrand, typ. Mont-Louis, rue Barbançon.

www.ingramcontent.com/pod-product-compliance
Ingram Content Group UK Ltd.
Pitfield, Milton Keynes, MK11 3LW, UK
UKHW012259240726
13966UKWH00004B/1493